Jorge Riveros Mozó

Contribución de los sistemas sensoriales en el control de la postura

Jorge Riveros Mozó

Contribución de los sistemas sensoriales en el control de la postura

Un estudio en niños con discapacidad

Editorial Académica Española

Imprint
Any brand names and product names mentioned in this book are subject to trademark, brand or patent protection and are trademarks or registered trademarks of their respective holders. The use of brand names, product names, common names, trade names, product descriptions etc. even without a particular marking in this work is in no way to be construed to mean that such names may be regarded as unrestricted in respect of trademark and brand protection legislation and could thus be used by anyone.

Cover image: www.ingimage.com

Publisher:
Editorial Académica Española
is a trademark of
Dodo Books Indian Ocean Ltd., member of the OmniScriptum S.R.L Publishing group
str. A.Russo 15, of. 61, Chisinau-2068, Republic of Moldova Europe
Printed at: see last page
ISBN: 978-620-3-87359-7

Índice

Tabla de Contenidos   **Pag**

Capítulo 3:

METODOLOGÍA...42

Capítulo 4:
RESULTADOS...47

Índice de Tablas

Abreviaturas

ABREVIATURA	SIGNIFICADO
CIF	clasificación internacional de funcionamiento
CIE.	clasificación internacional de enfermedades
COG.	centro de gravedad
COM.	centro de masa
COP.	centro de presión
CP.	control postural
ENDISC.	encuesta nacional de discapacidad
FONADIS.	fondo nacional de discapacidad
Hz.	unidad de medida de frecuencia Hertz
LE.	límites de estabilidad
OMS.	organización mundial de la salud
RGA:	Romberg con goma espuma ojos abiertos
ROA.	Romberg ojos abiertos
ROC.	Romberg ojos cerrados
SNC.	Sistema nervioso central
SNP.	Sistema nervioso periférico

Capítulo 1.

FORMULACIÓN DEL ESTUDIO

1.1 <u>Formulación del problema</u>

Distintas patologías y condiciones pueden afectar el equilibrio y el balance de la persona. La estabilidad en posición bípeda es una habilidad que se adquiere gracias a la situación que se tiene en el espacio, lo que implica el trabajo conjunto de la musculatura tanto local como global, algunos efectores que responden frente a las distintas aferencias de los sistemas sensoriales son el sistema visual, somato sensorial y vestibular, que interactúan y contribuyen en distintas proporciones a mantener un adecuado control del balance.

El control postural depende de la integración de la información de los sistemas sensoriales propioceptivos, vestibulares y visuales (Redfern M, 2001), estos tres sistemas tienen diferentes rangos de frecuencia de funcionamiento que afectan a su influencia en el control postural en diferentes situaciones. Actualmente existe una amplia cantidad de información al respecto del comportamiento del centro de presión en diferentes tipos de estudio que han mejorado la comprensión del fenómeno y la dinámica de tratamiento (Mohanty et al, 2014), para sujetos con alteraciones en el control de la postura, pero respecto a las contribuciones individuales de cada sistema sensorial implicados en realizar estas tareas, existe escasa información. Esta investigación tiene la finalidad de valorar la contribución de los diferentes sistemas sensoriales en el control postural de sujetos con déficit visual, realizando a cada sujeto una medición en posturógrafo que luego se repetirá en una superficie blanda que altera la estabilidad y estará ubicada sobre la plataforma de medición.

Los resultados de ambas pruebas serán comparados para posteriormente conocer el sistema que está implicado en estas alteraciones del control de la postura y posteriormente sugerir las herramientas de tratamiento kinésico necesarias para corregir estas alteraciones. Por lo tanto, el presente trabajo se plantea el siguiente problema de estudio.

¿De qué manera contribuirán los sistemas sensoriales en el control de la postura en los sujetos con discapacidad visual del Centro Educativo Integral de Curicó sometidos a una evaluación posturográfica en condiciones normales y alteradas?

1.2 **Justificación del estudio**

La posturografía a través de una plataforma dinamométrica permite medir las oscilaciones de los sujetos durante el test de Romberg por medio del registro del movimiento del centro de presiones y además proporciona datos directos de frecuencia de la oscilación del centro de presión, medido en Hertz (Hz), en donde dependiendo de la variación o los rangos de frecuencia obtenidos, se podrán establecer qué sistemas sensoriales se encuentran alterados y/o cuales son predominantes en cada sujeto y de esta manera al momento de realizar una intervención en el paciente, se podrá priorizar la estimulación del sistema sensorial que se encuentre con mayor déficit y utilizar protocolos posiblemente adaptados para sujetos con déficit visual que logren contribuir de mejor manera posible.

Normalmente el aporte de cada uno de estos sistemas se establece, en un 70% por la estimulación somato sensorial, un 10% visual y 20% vestibular (Peterka, 2002). Sin embargo, cuando personas saludables se encuentran en una superficie inestable, aumentan el porcentaje de información vestibular y visual, ya que disminuye su dependencia de las entradas somato sensoriales, desde la superficie sobre la que se apoyan para conseguir la orientación postural. Por lo tanto, esta investigación beneficiará a sujetos con déficit visual, al permitir explicar el comportamiento sobre la mantención del balance de un sujeto con déficit visual, y la contribución de los distintos sistemas sensoriales se centraría principalmente en los estímulos somato sensoriales y vestibulares para lograr un adecuado control del balance cambiando la contribución porcentual de cada sistema con complejas adaptaciones o tal vez se podría encontrar que además de la alteración visual, los sujetos presentarán alteraciones en uno o ambos sistemas sensoriales restantes lo cual permitiría establecer planes de intervención fisioterapéutica que logren mejorar la interacción de ambos sistemas predominantes.

Las implicaciones prácticas de este estudio radican en, el aporte de un método de evaluación más objetivo para este segmento de estudiantes con déficit visual y por consiguiente, aplicar una terapia y ejercicios acordes a las condiciones somatosensoriales y motoras de los sujetos.

1.3. <u>Formulación de Objetivos</u>

1.3.1. Objetivo General:

Determinar la contribución de los sistemas sensoriales sobre el control postural en estudiantes con déficit visual sometidos a una evaluación posturográfica normal y alterada del Centro Educativo Integral de Curicó.

1.3.2. Objetivos Específicos:

- Valorar las variaciones del control postural en sujetos con déficit visual en condiciones normales en relación con diferentes espectros de frecuencia.
- Valorar las variaciones del control postural en sujetos con déficit visual en condiciones alterada (con espuma) en relación con diferentes espectros de frecuencia.
- Comparar los valores obtenidos de los sujetos en la prueba normal y la prueba alterada.

1.4 <u>Formulación de Hipótesis</u>

Hipótesis nula

Los sistemas sensoriales contribuyen sobre el control postural en estudiantes con déficit visual sometidos a una evaluación posturográfica normal y alterada del Centro Educativo Integral de Curicó.

Hipótesis alterna

Los sistemas sensoriales no contribuyen sobre el control postural en estudiantes con déficit visual sometidos a una evaluación posturográfica normal y alterada del Centro Educativo Integral de Curicó

Capítulo 2

MARCO TEÓRICO

1.1. Discapacidad

La discapacidad, en los términos que hoy son aceptados internacionalmente y acogidos en la Clasificación Internacional de Funcionalidad (CIF), no es el atributo de una persona, sino más bien un complejo conjunto de condiciones, muchas de las cuales son creadas por el ambiente, especialmente el ambiente social y aspectos socialmente mediados del ambiente físico. En tanto ello, la persona en situación de discapacidad que demanda nuestra atención no es un paciente, es un sujeto de derecho; requiere que su proceso de rehabilitación sea integral, con una mirada biopsicosocial, cuyo objetivo final es la inclusión familiar y/o social. La situación de discapacidad permanente considera que el déficit estructural y/o funcional no es reversible y, por tanto, las intervenciones de rehabilitación se centran en disminuir el impacto que ello tenga en su independencia en actividades de la vida diaria y en su entorno familiar y social, potenciando su inclusión social (Cuevas, 2010).

Según la OMS, (2004), 600 millones de personas viven con discapacidad de diversos tipos. El 80% de ellas lo hace en países de bajos ingresos, la mayoría son pobres y no tienen acceso a servicios básicos ni a servicios de rehabilitación (OMS, 2004). La magnitud de este problema en nuestro país se determinó por primera vez en la Encuesta de Calidad de Vida del Año 2000 (Minsal, 2000), pero solo en la población mayor de 15 años. En el Censo, (2002) se identificó a un 2,21% de la población total como portadora de alguna discapacidad y, dos años después, la Encuesta Nacional de la Discapacidad elevó esta cifra a un 12,9%. La primera y la última coinciden en que solo el 6,49% de la población afecta había accedido a prestaciones de rehabilitación en salud (ENDISC, 2004).

La ENDISC, además de hacer el estudio de prevalencia, determinó el perfil de esos 2.068.072 chilenos, logrando establecer la asociación de discapacidad con pobreza, exclusión educacional y laboral, menor participación en la sociedad y en la familia. En otras palabras, en Chile, las personas y ciudadanos portadores de una discapacidad tienen menores oportunidades, independientemente de sus capacidades. En la tabla se muestran las clasificaciones de discapacidad según el grado de compromiso, origen de la deficiencia, sexo de los afectados, localización geográfica, condición socioeconómica, nivel educacional e incorporación al mercado laboral.

Tabla N°1. Discapacidad en Chile.

Grado de Compromiso	Leve 7,2% Moderado 3,1% Severa 2,5%
Deficiencia de Origen	Físico Visual Visceral Multidéficit Intelectual Auditivo Psiquiátrico
Sexo	<15 años: predominio hombres 15-40: se equiparan >40 años: predominio en mujeres
Localización Geográfica	83% vive en zona urbana, 50,9% en regiones del Bío Bío y Metropilitana
Condición Socioeconómica	Baja 20,04% No baja 10,49%
Nivel Educacional	E. Básica Incompleta 42,73% E. Básica Completa 9,74% E. Media Completa 13,18%
Incorporación al Mercado Laboral	500.494 con trabajo remunerado

La encuesta CASEN, (2006), orientada a caracterizar a la población más vulnerable y enfocada en identificar dificultades o deficiencias, encontró que un 20,3% de los hogares encuestados tenía algún miembro portador de discapacidad, en un poco más del 50% de ellos (10,9) el afectado era el jefe de hogar y que en el 17,13% de los hogares había más de una persona con discapacidad.

En éstas prevalecen: la deficiencia visual (59,4%), psíquica o psiquiátrica (57,1%) y la física (56,6%)

La prevalencia nacional de discapacidad es del 12.9% de la población chilena, donde el 18,9% de esta corresponde a alteraciones visuales y en la región del Maule del 100% de personas con discapacidad el 25,5% corresponde a discapacidad visual (FONADIS, 2004).

El termino discapacidad no está dado exclusivamente por las carencias (físicas, mentales, sensoriales o de otro tipo) de quien está "impedido", sino también por las condiciones de la misma comunidad en la cual se inserta o pertenece la persona, por lo tanto, esta no siempre ofrece oportunidades de desarrollo ni medios alternativos de promoción.

Se puede decir que la condición de discapacidad es un problema social. El reconocerlo implica que para su adecuado tratamiento, ya sea en la reflexión o en la acción, debe enfocarse necesariamente en dos sentidos: a) la persona con discapacidad y b) la comunidad en la que se inserta o pertenece la persona y su familia. En general, la consideración del individuo con discapacidad nos remite a estudiar la deficiencia o daño, el tipo de discapacidad de que se trata, cuáles son sus orígenes o causas, si es heredada o adquirida, las capacidades residuales, las posibilidades y tipos de rehabilitación, las necesidades y expectativas de la persona, etc.

Ocuparse de la comunidad en la que vive la persona con discapacidad, es en primera instancia, llevar a la práctica la necesidad de acoger y apoyar el desarrollo de procesos de promoción humana y respeto de derechos ciudadanos (fundamento ético). Y al mismo tiempo se requiere indagar e intervenir técnicamente en el medio social en que se desarrolla la persona.

Una discapacidad no puede ser entendida diacrónicamente o en forma descontextualizada. Es ahí entonces, la relevancia del análisis y aplicación de un enfoque integral, sistémico y comunitario. En nuestro país, desde el punto de vista de los planes, programas y servicios sociales, las personas con discapacidad han sido identificadas como un grupo "prioritario" o "vulnerable" según el enfoque de las políticas sociales imperantes (de derechos o asistenciales).

Tal vez desde un punto de vista clínico, una amputación pueda tener una explicación biomédica particular independiente del tiempo y del espacio. Lo que variará será la interpretación (personal y social) de su origen y sus consecuencias (post-guerra, por ejemplo). Ahora bien, psicosocialmente el tiempo y el espacio son fundamentales. No es lo mismo describir la situación de una persona con una amputación producto de un conflicto armado, que otra persona con similar condición producto de un accidente en el trabajo o enfermedad; no es lo mismo una persona con discapacidad que se desarrolla en una sociedad con un sistema de bienestar social avanzado, que otra que pertenece a países en vías de desarrollo; no es lo mismo una persona con discapacidad de una comunidad indígena mapuche, que otra perteneciente a una comunidad del altiplano. En definitiva, las necesidades particulares de apoyo requeridas por una persona con discapacidad que vive en el Norte de nuestro país no son las mismas que se identifican para una persona que vive en el Sur (FONADIS, 2006).

La discapacidad queda definida entonces como un término genérico, que incluye deficiencias de las funciones y/o estructuras corporales, limitaciones en la capacidad y desempeño para realizar actividades y restricciones en la participación; indicando los aspectos negativos de la interacción entre un individuo (con una "condición de salud") y sus factores contextuales (factores ambientales y personales).

1.2 Discapacidad visual

La pérdida total o parcial de la visión genera múltiples problemas en la persona, tales como; accidentes, discriminación, ausentismo escolar, y principalmente alteración en el control postural por la falta de la visión (MacIntyre, 2005).

Si hablamos de discapacidad visual, podemos comenzar definiendo visión, que es la habilidad de percibir las cosas y ejecutar una acción, nos da una amplia perspectiva de nosotros y de nuestro entorno. La visión juega un papel clave en el control de la postura y locomoción (Westcott, 1997) como sistema visual ofrece información sobre el individuo en relación con los alrededores, posición de los objetos relevantes y su distancia.

Es a través de la visión que se obtiene la información más relevante sobre el medio ambiente que nos rodea y de cómo nos integramos y relacionamos en él. A través de ésta es que tenemos varias referencias de la forma, tamaño, color, posición y movimiento de todo lo que está a nuestro alrededor, lo que permite el control de variados movimientos necesarios para la ejecución de una acción o tarea específica en cualquier entorno (Macintyre, 2005).

La pérdida total o parcial de la visión genera múltiples problemas en la persona, tales como; accidentes, discriminación, ausentismo escolar, y principalmente alteración en el control postural por la falta de la visión (Macintyre, 2005).

El déficit visual se describe como una anomalía que restringe la capacidad de realizar tareas visuales en el día a día. Este impedimento no puede corregirse con anteojos normales, lentes de contacto o intervención médica. Tipos obvios de anomalía visual son la pérdida de agudeza visual y la pérdida de campo visual. Otros ejemplos son la pérdida de sensibilidad al contraste, anomalías en visión del color y visión nocturna, así como un aumento de la sensibilidad a la luz (como deficiencia al deslumbramiento o fotofobia).

Más específicamente, hablamos de personas con ceguera para referirnos a aquellas que no ven nada en absoluto o solamente tienen una ligera percepción de luz (pueden ser capaces de distinguir entre luz y oscuridad, pero no la forma de los objetos).

Por otra parte, cuando hablamos de personas con deficiencia visual queremos señalar a aquellas personas que con la mejor corrección posible podrían ver o distinguir, aunque con gran dificultad, algunos objetos a una distancia muy corta. En la mejor de las condiciones, algunas de ellas pueden leer la letra impresa cuando ésta es de suficiente tamaño y claridad, pero, generalmente, de forma más lenta, con un considerable esfuerzo y utilizando ayudas especiales.

En otras circunstancias, es la dificultad para identificar los objetos situados en frente (pérdida de la visión central) o, por el contrario, para detectarlos cuando se encuentran a un lado, encima o debajo de los ojos (pérdida de visión periférica), la que se ve afectada en estas personas.

Por tanto, las personas con deficiencia visual, a diferencia de aquellas con ceguera, conservan todavía un resto de visión útil para su vida diaria (desplazamiento, tareas domésticas, lectura, etc.).

En el año 2002, El Consejo Internacional de Oftalmología aprobó una resolución en la que se recomienda la siguiente terminología.

- Ceguera – para usar solo en la pérdida total de visión y para condiciones en las que los individuos tienen que basarse predominantemente en técnicas sustitutivas de la visión.

- Baja Visión – para usar en menores pérdidas de visión, en las que los individuos pueden ser ayudados de manera significativa mediante ayudas y aparatos que mejoren la visión.

- Deficiencia Visual – para usar cuando la pérdida de visión se caracteriza por una pérdida de funciones visuales (tales como agudeza y campo visual) a nivel orgánico. Muchas de estas funciones pueden medirse de manera cuantitativa, por ejemplo la pérdida de agudeza visual.

- Discapacidad Visual – para usar cuando la condición evita emprender tareas visuales específicas, por ejemplo la pérdida de la capacidad para leer un periódico.

- Minusvalía Visual – para usar cuando la condición se describe como una barrera a la participación social, por ejemplo la pérdida del carné de conducir.

- Visión Funcional – para usar cuando la pérdida de visión se define como las capacidades del individuo respecto a las Actividades de la Vida Diaria (ADL). La Visión Funcional, por lo tanto, se aplica al individuo y no al sistema visual.

- Pérdida de Visión – para usar como un término general, incluyendo tanto la pérdida total de visión (ceguera) y la pérdida parcial de visión (baja visión), caracterizadas tanto en base a deficiencia visual como por una pérdida de visión funcional.

La Organización Mundial de la Salud (OMS) actualmente ofrece dos sistemas de clasificación:

El primer sistema es el CIE-10, la clasificación estadística internacional de enfermedades y problemas de salud relacionados. El CIE-10 describe la anomalía visual, que incluye ceguera y baja visión:

- Baja visión, se define como agudeza visual menor de 0.3 (6/18, 0.5 logMAR) pero igual que o mejor que 0.05 (3/60, 1.3 logMAR), o una correspondiente pérdida de campo visual de menos de 20 grados en el mejor ojo con la mejor corrección posible.
- Ceguera, se define como una agudeza visual menor de 0.05 (3/60, 1.3 logMAR), o una correspondiente pérdida del campo visual menor de 10 grados en el mejor ojo con la mejor corrección posible.

El Segundo sistema es la clasificación internacional de funcionalidad (CIF), incapacidad y salud que complementa el CIE-10 con una perspectiva más funcional sobre problemas del sistema visual. La CIF hace una distinción clara entre los conceptos deficiencia, discapacidad y minusvalía.

- Deficiencia se define como "toda pérdida o anormalidad de una estructura o función psicológica, fisiológica o anatómica".
- Discapacidad se define como: "toda restricción o ausencia (debida a una deficiencia) de la capacidad de realizar una actividad en la forma o dentro del rango que se considera normal para un ser humano."
- Minusvalía se define como "situación desventajosa para un individuo (a consecuencia de una deficiencia o discapacidad) que limita o impide el

desempeño de un rol normal para ese individuo (dependiendo de la edad, sexo y factores culturales)."

Analizando esto desde esta última perspectiva los sujetos con déficit visual o ceguera poseen características motrices diferentes, algunas de las cuales se exponen a continuación (Ayala, 2012):

a) A mayor deficiencia visual, mayor dificultad en el aprendizaje y desarrollo motor.

b) El desarrollo motor sigue las mismas fases pero a una velocidad más lenta que en los niños videntes.

c) Los reflejos secundarios (para caídas, y los diferentes apoyos) pueden tener un retraso en su aparición y ésta en general debe ser estimulada.

d) Un lactante ciego ignora la continuidad de superficies; si se le inclina hacia un lado el niño ciego que no percibe atención específica, aprieta un brazo o se agarra al adulto, sin realizar un apoyo lateral o posterior, ignorando que lo puede hacer para evitar caerse, no anticiparía su brazo para protegerse. De ahí la importancia que los niños ciegos reciban atención para poder corregir estas situaciones.

e) El niño ciego tiene tendencia a inclinar la cabeza o bajarla para prestar más atención a la información sonora que le está llegando, conforme va creciendo va comprobando que el estado inmóvil le hará prestar más atención.

f) Cuando el niño empieza a desplazarse, va comprendiendo que debe ir despacio, debe controlar el espacio y los posibles objetos que se va encontrando a su alrededor. En algunos casos, adquiere ciertas posturas para poder estar más atento, las cuales les crearán problemas en la columna, éstas deben ser también corregidas.

g) El niño ciego, aunque juega y se mueve, tiene menos motivación para desplazarse y siente inseguridad cuando lo hace, por ello debe ser estimulado en gran medida.

h) Desde los 6 años hasta la adolescencia, la experiencia motriz sigue siendo menor que en la del niño vidente, no equiparándose a éstos hasta los 12-14 años.

i) Dificultades en la manifestación de los factores motores básicos y las cualidades coordinativas.

El esquema Corporal en la población de sujetos ciegos y deficientes visuales también se ve alterado. El núcleo de la motricidad es el Esquema Corporal, que se define, como la imagen mental del propio cuerpo, en reposo o en movimiento, gracias al que nos podemos situar en el mundo.

1.3. Control postural

Hasta finales del siglo XX se creía que el control postural (CP), el control del equilibrio o simplemente el equilibrio, consistía en un conjunto de reflejos que desencadenan respuestas de equilibrio a partir de estímulos visuales, vestibulares o somatosensoriales (Magnus, 1924), Además se suponía que solo existían uno o unos pocos centros del equilibrio en el sistema nervioso central (SNC) que eran responsables del control del equilibrio.

Hace décadas se han venido estudiando las estrategias sensoriales y motoras que mantienen el control postural, el cual es llevado a cabo mediante estrategias (Nashner, 1989; Shumway-Cook &Woollacott, 2001):

- Estrategias Motoras: Son la organización de los movimientos apropiados para controlar la posición del cuerpo en el espacio.

- Estrategias Sensoriales: Ellas organizan la información sensorial proveniente de la visión, sistema somatosensorial y vestibular para el control postural.

- Estrategias Sensoriomotoras: Reflejan las reglas que coordinan los aspectos motores y sensoriales en el control postural

Existen dos mecanismos que permiten generar ajustes posturales (Alexander y col., 1998 y Kandell, 2000):

• Uno anticipatorio o feed forward. Este sistema predice disturbios y genera un programa de respuesta cuyo fin es la mantención de la estabilidad. Esta respuesta permite realizar ajustes posturales previo a la ejecución de un movimiento voluntario (experiencia previa). Como consecuencias de la inexistencia del feed forward el cuerpo se tornaría inestable y caería.

• Uno compensatorio o feed back. Evocados por eventos sensoriales asociados a la pérdida del balance imprevista (compensatoria). Son el resultado de la interacción del cuerpo con su entorno, que se adapta a las condiciones externas gracias a la información visual, vestibular y propioceptiva. Cuando una perturbación se repite y es predecible, la corrección se puede mejorar a través de un sistema de anticipación. Una persona de pie está en equilibrio mientras su centro de gravedad esté dentro de la base de sustentación y será estable si el sistema muscular es capaz de contrarrestar alteraciones y permita volver a la posición de equilibrio (Gagey& Cols., 2001).

Esta posición no corresponde a un equilibrio perfecto, ya que el cuerpo en posición erguida está en constante desequilibrio anterior, debido a la ubicación anterior de la línea de gravedad y por el predominio de masa corporal en los 2/3 superiores del cuerpo (Gagey & Cols., 2001).

Para entender este constante mecanismo compensatorio se ha descrito el modelo del péndulo invertido, factor común en las investigaciones del balance y postura. Estas características obligan a un perfecto control sensoriomotor que evite la pérdida de estabilidad y además economice energía (Winter, 1995).

Los ajustes posturales recurren a diferentes estrategias, dando independencia a los músculos envueltos en ésta tarea. Tales estrategias son:

1.3.a. Estrategia de Tobillo (Plano Sagital)

Esta estrategia descrita por Nashner se usa al estar el sujeto en bipedestación y al recibir pequeñas perturbaciones de su equilibrio. Al estar bien apoyados los pies en el suelo se puede utilizar el brazo de palanca del conjunto del pie situando su eje de rotación a nivel de la articulación tibiotarsiana, comportándose como un péndulo invertido. (Nashner, 1976 & 1989; Winter, 1995 & 2003, Kandell, 2000, Gagey, 2001).

Como la vertical de gravedad cae siempre por delante del eje de los tobillos, el peso del cuerpo crea un par mecánico alrededor de éste, que tiende siempre a hacer caer al individuo hacia delante. Los músculos posteriores de las piernas ejercen un par mecánico igual y de sentido contrario que impiden esta caída (sinergia muscular). Los estudios electromiográficos muestran que estos músculos son los primeros en responder a una perturbación del equilibrio; después, los músculos del muslo, seguidos por las reacciones de los músculos de la cadera, siendo la secuencia motriz distoproximal. (Gagey, 2001). La estrategia de tobillo es efectiva al producirse una oscilación relativa antero-posterior, manteniendo el centro de gravedad (COG) en su posición dentro de la base de soporte (Daubney&Culham, 1999) (Fig.2-A).

1.3.b. Estrategia de Cadera

Otra estrategia también descrita por Nashner de control de balance y que actúa en todas las direcciones, usando la cadera y las fuerzas inerciales del tronco. En el caso en que los pies estén apoyados en un estrecho arco plantar o cuando la superficie de apoyo es inestable el sujeto adopta la movilización de la pelvis para mantener su vertical de gravedad dentro de los límites del polígono de sustentación. Los estudios EMG muestran que los glúteos son los primeros en responder a una alteración del equilibrio, volviéndose la secuencia motriz proximodistal (Winter, 1995; Wallman& Cols., 2002; Gagey& Cols., 2001). En contraste con la estrategia de tobillo, la estrategia de cadera es efectiva cuando ocurre un desplazamiento rápido del COG, ya que produce una respuesta rápida en el tronco (Wallman& Cols., 2002; Gagey& Cols., 2001).

1.3.c. Estrategia de Paso

El desplazamiento del centro de gravedad va más allá de los límites de estabilidad lo que hace que se tenga que desplazar un pie para evitar la caída. Lo habitual en una persona sin ningún tipo de trastorno o patología del equilibrio es utilizar una estrategia de tobillo para las superficies estables y, a medida que la superficie se hace más inestable, ir incluyendo la estrategia de cadera en su movimiento. Por otro lado, las personas con un trastorno del equilibrio utilizarán más la estrategia de cadera que las personas normales.

1.3.d. Centro de Presión (CP)

Corresponde al punto de localización del vector de las fuerzas verticales de reacción del suelo. Representa el promedio de todo el peso que está en contacto con la superficie del piso. Este es totalmente independiente del COM. La localización del COP bajo cada pie es el reflejo directo del control neural de los músculos de tobillo (Winter y cols., 1995)

En la actualidad y desde un punto de vista funcional, el CP tiene dos objetivos principales: la orientación y el equilibrio posturales (Horak, 2006) en donde la primera corresponde al control activo de la alineación del cuerpo y el tono con respecto a la gravedad, la superficie de apoyo, el entorno visual y las referencias internas. Esta orientación espacial se basa en la interpretación de la información sensorial convergente procedente de los sistemas somatosensorial, vestibular y visual. El equilibro postural por otro lado implica la coordinación de las estrategias somatosensoriales para estabilizar el centro de masa del cuerpo ante cualquier perturbación provocada por el propio individuo (como en un movimiento voluntario) o perturbaciones externas (como del ambiente). (Hernandez, 2014).

La capacidad de controlar la postura de forma espontánea y hábil o como respuesta a las perturbaciones externas es lo que llamamos CP. En definitiva, consiste en mantener la posición del cuerpo, más concretamente del centro de gravedad, dentro de los límites de estabilidad (LE) (García y cols, 2012).

Las situaciones que requieren CP (como estar de pié o caminar) dependen de una compleja interacción de mecanismos fisiológicos y a su vez, de diferentes sistemas. La comprensión de estos sistemas y las diferentes maneras en que contribuyen en el CP permite analizar los trastornos del equilibrio y poder desarrollar estrategias que permitan trabajar de manera sistemática estas afecciones.

Para un adecuado control de la postura, se necesita de una compleja interacción del sistema musculoesquelético y neural con un alto nivel integrativo para crear la acción y anticipar aspectos adaptativos al control postural (Shumway, 1997).

Uno de estos sistemas implicados en el control postural es la orientación en el espacio y para su óptima función requiere de verticalidad o una correcta alineación del cuerpo respecto a la fuerza de gravedad, la superficie de apoyo, la visión y las referencias internas así como el control activo del tono postural.

La alineación del cuerpo en bipedestación estática se consigue cuando la línea de gravedad pasa por la línea media del proceso mastoides, la articulación del hombro con los brazos colgando en relación al tórax, ligeramente posterior al centro de la articulación de la cadera, ligeramente anterior al centro de la articulación de la rodilla y ligeramente por delante del maléolo externo (Basmajian, 2007). La alineación ideal en la postura permite que el cuerpo se mantenga en equilibrio con el menor gasto de energía interna. Para esto se requiere un tono apropiado en toda la musculatura antigravitatoria (erectores espinales, glúteo medio, bíceps femoral, gemelos y sóleo), en la musculatura abdominal (rectos del abdomen y oblicuos externo), flexores de cadera (iliopsoas), tensor de la fascia lata y tibial anterior.

Los sujetos con alteración vestibular unilateral o con heminegligencia por secuela de accidente cerebrovascular presentan inclinación de la verticalidad por inadecuada representación interna de la verticalidad visual, por una distorsionada representación interna de la postura (Karnath, 1998).

El tono postural hace referencia al grado de resistencia que opone un musculo a ser elongado por fuerzas externas (Bahanon, 1987). En posición vertical aumenta la actividad de los músculos posturales antigravitatorios para contrarrestar la fuerza de la gravedad, esto se conoce como tono postural. Para poder conseguir un control activo del tono, es necesaria la integración de los sistemas somatosensorial, vestibular y visual (Shumway, 2007)

1.4 Posturografía

El CP puede ser evaluado mediante una técnica denominada posturografía la cual analiza el control postural de la persona en bipedestación estable y en condiciones de desestabilización. Para ello utiliza una plataforma dinamométrica que analiza las oscilaciones posturales a través del registro de la proyección vertical de la fuerza de gravedad. La posturografía estática utiliza una plataforma dinamométrica fija para medir las oscilaciones posturales de los pacientes (durante el test que se aplique), a través del registro del movimiento del centro de presiones sobre la misma.

El estudio de la situación en la que una persona se mantiene de pie inmóvil, mediante el registro del control y las oscilaciones posturales, data de finales del siglo XIX, y son dos las líneas de investigación y desarrollo de equipos que había. Por un lado, aquellos que registraban las oscilaciones posturales a través de sistemas de medida situados en la cabeza, y por otro, los que cuantificaban estas oscilaciones a partir de la fuerza de reacción realizada en los pies colocados sobre una plataforma dinamométrica. Los primeros terminaron con el desarrollo, en 1970, de la craneocorpografía (Schneider, Hahn, y Claussen, 1991) y posteriormente la videocraneocorpografía computarizada (Claussen, Claussen, 1988). Los segundos finalizaron en 1986 con el sistema desarrollado por Nashner y Peters (1990) y estudiado clínicamente en colaboración con Black y Nashner (Black, Nashner, 1984), denominado posturografía dinámica. Es en este momento cuando comienza el verdadero auge de la posturografía.

La posturografía es una técnica que analiza el control postural de la persona en bipedestación estable y en condiciones de desestabilización. Para ello utiliza una plataforma dinamométrica que analiza las oscilaciones posturales a través del registro de la proyección vertical de la fuerza de gravedad. Otros nombres utilizados para designar esta técnica son estabilografía, estabilometría y posturometría.

La posturografía estática utiliza una plataforma dinamométrica fija para medir las oscilaciones posturales de los pacientes durante el test de Romberg, a través del registro del movimiento del centro de presiones sobre la misma.

La batería de pruebas más frecuente que se suele utilizar en esta prueba son: Romberg con ojos abiertos, con ojos cerrados, o bien, con la cabeza en retroflexión, lo que provoca una distorsión de la información otolítica y de los propioceptores del cuello (Norré, 1990; Brandt, Krafczyk, Malsbenden, 1981). También se pueden realizar estas mismas pruebas, pero distorsionando la información propioceptiva, lo que hace que el paciente tenga que apoyarse en su información vestibular para mantener el balance (Peydro de Moya, Baydal, & Vivas Broseta, 2005).

La posturografía dinámica utiliza una plataforma dinamométrica montada sobre un soporte móvil, de forma que es capaz de inclinarse hacia delante o hacia atrás, desplazarse horizontalmente y rotar alrededor de un eje colineal con los tobillos. En algunos casos, el movimiento está acoplado al del sujeto para mantener constante el ángulo del tobillo, con la finalidad de disminuir la información de los propioceptores de esta articulación, pero también puede estar rodeado de un entorno visual móvil capaz de desorientar al sujeto. Este sistema fue comercializado en 1986 como EquiTest por NeuroCom Inc.

El equipo de medida utilizado en esta prueba, es una plataforma dinamométrica, que permite medir, registrar y analizar las fuerzas de reacción sobre el suelo. Incorpora cuatro captadores extensométricos de fuerza sobre los que apoya una placa que define la superficie sobre la que se ejercen las cargas que analizar. Cuando una persona incide

o se coloca sobre la plataforma, la fuerza ejercida por el pie sobre ella se reparte entre los cuatro captadores, que generan las correspondientes señales electrónicas en función de la carga asumida por cada uno de ellos. A partir de la ecuación de equilibrio dinámico de la placa superior de la plataforma se realiza el cálculo de las tres componentes de la fuerza de reacción, las coordenadas del centro de presión vertical y el momento torsor sobre la plataforma.

Para entender mejor la metodología seguida en la valoración del equilibrio mediante posturografía, se explican a continuación algunos conceptos básicos.

Área de centro de presión: es la posición media del centro de presión durante un intervalo de tiempo, cuya unidad de medición son los metros cuadrados (m2) (Duarte y Freitas, 2010)

1.4.a. Velocidad media: es la determinación de cuan rápido fueron los desplazamientos del centro de presión, cuya unidad de medición son los metros/segundos (m/s) (Duarte y Freitas, 2010).

1.4.b. Energía total relativa: la posturografía permite encontrar el valor de las oscilaciones y amplitud de las frecuencias realizadas por el sujeto, desde estas variables se puede obtener la energía relativa de cada una de ellas. Esta variable se expresa en joule (J) (Duarte y Freitas, 2010)

1.4.c. Energía de bandas de wavelet: es una pequeña onda cuya energía está concentrada en tiempo, tiene una forma de onda oscilante, que permite hacer un análisis en tiempo y frecuencia. Cada una se expresa en Hertz (Hz) (Morvidone y Torrésani, 2003).

1.4.d. Índice de Romberg: es el valor expresado en porcentaje de la superficie de desplazamiento del centro de presión con los ojos cerrados sobre la superficie de desplazamiento del centro de presión con los ojos abiertos que permite apreciar la calidad de entrada visual y su importancia con respecto a las otras entradas del sistema (OC/OA x 100), siendo *expresadas* en unidades arbitrarias (UA) (Loroño, 2010)

1.4.e. Desplazamiento del centro de presiones: Es el movimiento de la proyección vertical del centro de gravedad registrado mediante una plataforma dinamométrica. Se corresponde con lo que entendemos como oscilaciones posturales.

1.4.f. Base de soporte o sustentación: Es el área de contacto entre la planta de los pies y la superficie del suelo. Si aumenta la base de soporte aumenta la estabilidad, ya que ayuda a mantener el centro de gravedad de la persona dentro de esta área.

1.4.g. Estrategia de movimiento para mantener el equilibrio: Es el tipo de movimiento realizado para mantener el centro de gravedad dentro de la base de sustentación (Karlsson, Lanshammar, 1997). Existen tres tipos de estrategia: de tobillo, de cadera y de paso. La elección de una o de otra depende del grado de desplazamiento del centro de gravedad en relación con los límites de estabilidad, de la velocidad del desplazamiento y de la superficie de soporte sobre la que se encuentra la persona.

1.4.h Límites de estabilidad: Vienen definidos por la distancia máxima que un sujeto puede desplazar su COG sin cambiar la base de soporte, es decir, sin mover los pies del suelo. Estos límites dependen fundamentalmente de la situación de los pies y de la superficie de apoyo y, en menor medida, de la talla y edad del sujeto.

El procedimiento de evaluación del equilibrio o control postural mediante posturografía se basa en la combinación de pruebas estática con pruebas dinámicas. Las partes fundamentales de las que puede estar formada una valoración de este tipo son el análisis sensorial y dinámico, el estudio de los límites de estabilidad y el análisis del control rítmico y direccional. Antes de comenzar la prueba es importante explicar al paciente en qué consiste la exploración y las condiciones de la misma, con el fin de evitar el miedo y la ansiedad que la prueba le puede crear.

1.4.i. Test de Romberg

Análisis sensorial y dinámico son el Estudio del control postural en sujetos mediante la realización del test de Romberg sobre una plataforma dinamométrica. Este test se realiza generando una serie de situaciones, en las que se anulan, disminuyen o alteran las diferentes informaciones (visual, propioceptiva y vestibular) necesarias para mantener el equilibrio en esta posición. Factores como la colocación de los pies, la edad del paciente o el tipo de superficie que se pisa pueden influir en la valoración de equilibrio (Okubo, et al, 1979). Todo ello se tiene en cuenta en el protocolo de medida.

1. Test de Romberg ojos abiertos (ROA): el paciente, situado con sus pies encima de la plataforma, mantiene el equilibrio durante 30 s.

2. Test de Romberg ojos cerrados (ROC): el paciente en la misma posición que antes, cierra los ojos y se mantiene en equilibrio 30 s.

3. Test de Romberg sobre gomaespuma (RGA): con los ojos abiertos, pero con los pies sobre una superficie inestable, en este caso gomaespuma, el paciente deberá mantener el equilibrio durante 30 s.

4. Test de Romberg sobre gomaespuma y ojos cerrados (RGC): el paciente cierra los ojos y se mantiene en equilibrio sobre una gomaespuma durante 30 s.

A través de los resultados obtenidos en cada una de estas pruebas, que se repiten al menos dos veces cada una, y comparándolos con una base de datos de normalidad (Baydal, et al, 2004) se conoce la capacidad de equilibrio del sujeto. También, con los resultados de esta valoración, se obtiene información sobre el tipo de estrategia utilizada y el grado de contribución de cada una de las aferencias sensoriales (Norre, 1993) en el mantenimiento del mismo.

1.5 Control de la postura mediante los sistemas sensoriales (visual, vestibular, somatosensorial)

Las estrategias sensoriales se forman mediante la información sensorial procedente de los 3 sistemas ya nombrados, estos se deben integrar para interpretar los entornos complejos sensoriales (Horak, 2006; Kollmitzer, 2000). Una persona en condiciones normales en un ambiente bien iluminado y con una firme base de apoyo necesita información sensorial (70%), visual (10%) y vestibular (20%) para mantenerse en equilibrio (Peterka, 2002). Sin embargo cuando personas saludables se encuentran en una superficie inestable, aumentan el porcentaje de información vestibular y visual, ya que disminuye su dependencia de las entradas somatosensoriales desde la superficie sobre la que se apoyan, para conseguir la orientación postural.

Los sujetos con alteraciones en cualquiera de estos sistemas por separados (como la ceguera o problemas vestibulares) o con alteración en conjunto de estos sistemas de integración como en los adultos mayores tendrán problemas para caminar con seguridad, para subir escaleras o para desarrollar actividades de la vida cotidiana (Minsal, 2010).

1.5.a. Entradas sensoriales requeridas para las Respuestas Posturales.

Para analizar cómo los humanos ajustan su balance al estar en bipedestación, se han realizado diversos estudios para observar el control postural en sujetos parados en una superficie en movimiento (plataformas en movimiento) (Kandell, 2000), encontrándose que la respuesta en cualquiera de los planos de movimiento a los que se sometieran los individuos resulta en una rápida y elevada respuesta estereotipada en varios músculos que mantienen el centro de masa corporal sobre la base de sustentación (pies).

Esta respuesta postural se ha descrito como disto-proximal, siendo los primeros músculos en contraerse aquellos cercanos a la base de sustentación. Durante la oscilación hacia delante los músculos gastrocnemios son los primeros en contraerse. Durante la oscilación hacia atrás el músculo tibial anterior se contrae primero. La musculatura de tronco se contrae sólo una vez llevada a cabo la contracción de estos músculos distales. Estas respuestas posturales son gatilladas por tres tipos de exoentradas (Mientjes y col., 1999; Alexander y col., 1998):

• Propioceptores, que dan sentido a los cambios de longitud y tensión en los músculos de la extremidad inferior.

• Receptores vestibulares, que aportan la sensibilidad a través de movimientos de la cabeza con respecto a la gravedad.

• Aferencias visuales, que detectan los movimientos en el piso al variar las aferencias sensoriales al sujeto y permiten una orientación relativa con el horizonte.

• Receptores Cutáneos, que detectan y señalan las fuerzas de cizallamiento de la piel de los pies respecto al suelo.

1.5.b. El sistema somatosensorial

Es muy importante para el control motor y el equilibrio. Proporciona información acerca del contacto y la posición de las partes del cuerpo. Incluye receptores cutáneos que proporcionan información del tacto y la vibración, y receptores musculares, tendinosos y articulares que informan acerca de la posición de cuerpo y extremidades (Kalvach, 2004).

Está conformado por diversos receptores, denominados mecanoreceptores (cutáneos, articulares y musculares), nociceptores y termo receptores. Los mecano receptores son los encargados de percibir las sensaciones generales de nuestro cuerpo, enviando información a la corteza cerebral y dando origen al sentido de cinestesia o propiocepción consciente (Shumway- Cook A, 2007, Young PA, 2004), entregan información del movimiento de los segmentos corporales con respecto a la superficie de apoyo (Riemann BL, 2002), permiten detectar el movimiento y posición de las articulaciones (Larue J, et al 2004), percibir la velocidad y fuerza del movimiento (Forget R, et al, 1990), además de regular el tono muscular. Los receptores articulares de las primeras vértebras cervicales destacan por su importancia en la propiocepción de la nuca y regulación del equilibrio. Estos estímulos propioceptivos interactúan entre sí para otorgar una alineación adecuada del cuerpo, detectar alguna alteración en el CP y en definitiva son vitales para mantener una postura estable (Fitzpatrick R, et al 1994). Los principales propioceptores son:

• Corpúsculos de Ruffini: Se encuentran principalmente en las capas superficiales de la cápsula articular. Presentan un umbral bajo al estrés mecánico y son de adaptación lenta a la deformación, por lo tanto, envían información sobre la posición estática de las articulaciones, la presión interarticular, la amplitud y la velocidad de las rotaciones articulares (Riemann BL, 2002, Larue J et al, 1990).

• Corpúsculos de Paccini: Están ubicados en las capas profundas de la cápsula articular. Poseen un umbral bajo al estrés mecánico, pero tienen la capacidad de adaptarse rápidamente, sobre todo a la aceleración y desaceleración. Son considerados como mecano receptores dinámicos (Riemann BL, 2002, Larue J et al, 1990).

• Órganos tendinosos de Golgi: Están ubicados en la unión miotendinosa (Larue et al. 1995). Son sensibles a la deformación mecánica, actúan como un sensor de emergencia informando a la médula sobre la presencia de fuerzas extremas que puedan dañar el complejo musculo-tendineo (Forget R et al 1990). Además detectan la dirección del movimiento y la posición articular. Su estimulación genera relajación de la musculatura involucrada (Riemann BL, 2002).

• Husos Neuromusculares: Se encuentran dentro del músculo y tienen la capacidad de detectar cambios en la longitud y rapidez de la contracción de las fibras musculares (Riemann BL, 2002).

• Receptores Cutáneos: Receptores sensibles a la temperatura, dolor, presión y a daños potenciales (Forget R, et al, 1990). La señal de estos receptores es relevante para la percepción del movimiento de articulaciones grandes y pequeñas y es decisiva para la coordinación de la fuerza prensil. Receptores cutáneos muy relevantes para lograr un buen balance, son los presoplantares, que entregan información de la carga de peso sobre los pies.

Los receptores periféricos envían información aferente hacia los tres niveles de control motor: la médula espinal, el tronco cerebral y la corteza cerebral. Cada uno de estos centros y las áreas asociadas, como el cerebelo y los ganglios basales, utilizan la información de distinto modo (Riemann BL, 2002). La integración y procesamiento de estos tres sistemas sensoriales no es muy conocida, ya que los modelos de estudio resultan demasiado complejos (Martin E, et al 2004).

Esta información denominada propiocepción llega a los centros superiores del SNC (corteza y cerebelo) a través de las columnas dorsales (que conducen información sensorial consciente a la corteza somatosensorial) y tracto espinocerebeloso (el cual conduce información propioceptiva no consciente) (Matsumura, 2006).

La pérdida de sensibilidad periférica puede ser el resultado de una amplia variedad de causas (diabetes mellitus, alcohol, quimioterapias, enfermedades desmielinizantes del sistema nervioso periférico (SNP), entre otros).

Investigaciones han sugerido que el envejecimiento provoca cambios morfológicos como el aumento del espesor capsular y una disminución de las fibras intrafusales (Swash, 1972), así como deterioro de la sensibilidad del huso muscular (Miwa, 1995), disminución del número de receptores de Paccini (Cauna, 1958) y de Maissner (Bolton, 1996), con la correspondiente disminución de la percepción de la vibración.

Los sistemas involucrados en este estudio son 3:

1.5.c. El sistema visual

Está compuesto por tres grandes elementos: los ojos, por donde entran los estímulos visuales; el nervio óptico, que permite la transmisión de señales y las estructuras cerebrales, donde se produce la integración de estas señales (Verdugo M, et al 1995). Este sistema informa de la posición, orientación y sensación de movimiento del cuerpo. Su acción va a depender no solo de la tarea, sino también del contexto donde se realice (Calderón F, et al 2002) ya que la visión también entrega información sobre la estructura tridimensional del entorno. Esto es importante porque la cantidad de componentes que presente el entorno influye en el equilibrio ya que a mayor cantidad de objetos, más compleja es su mantención (Martin E, et al 2004). La estabilización de la mirada necesita de la participación de los mecanismos de control vestibular para poder enfocar un objeto al realizar cambios bruscos y repentinos de la posición de la cabeza y para lograr una imagen clara mediante la posición fija de los ojos sobre el objeto. El sistema vestibular realiza ajustes, para que los ojos giren en la misma dirección y en la dirección contraria del movimiento de la cabeza. Esto se da gracias a los núcleos vestibulares y al fascículo longitudinal medial que conducen la información hacia los núcleos oculomotores (III, IV y VI pares craneales) (Young PA, 2004, Boyling J, et al 2006). Las alteraciones en el sistema visual como ocurre en el estrabismo y otras patologías pueden producir alteraciones en el balance induciendo a caídas en los sujetos.

Los ojos entregan información al SNC creando un mapa espacial del medio ambiente en el que puede evaluar rápidamente la velocidad y la dirección de los objetos en movimiento y localizar posibles peligros durante el desplazamiento, el movimiento del campo visual también proporciona información del movimiento del cuerpo con respecto al mundo exterior, que ayuda a controlar la postura erguida. Estando de pie, el cuerpo se balancea de forma natural sobre los tobillos y el campo visual, como consecuencia se desplaza (Sturnieks, 2008). Este sistema es una retroalimentación efectiva para moderar el control del equilibrio. Estudios han demostrado que la zona de oscilación postural aumenta aproximadamente un 30% al cerrar los ojos mientras se está de pie (Lord, 1991; Paulus, 1984).

Las patologías que generan perdida visual en el adulto mayor incluyen: cataratas (16% de las personas mayores de 65 años) y glaucoma (3% en las personas mayores de 65 años) (Kahn, 1997), por consecuencia aumenta en gran medida el riesgo de caída por parte de estos sujetos.

1.5.d. Sistema vestibular

Está ubicado en el hueso temporal y está conformado por tres conductos semicirculares, el utrículo y sáculo. Los canales semicirculares se estimulan por aceleración angular. El utrículo y el sáculo, se estimulan por aceleración lineal y por cambios de la orientación de la cabeza en relación con la gravedad. La mácula del utrículo está ubicada en el plano horizontal, desempeñando la tarea de captar la posición de la cabeza con respecto a la fuerza de gravedad cuando la persona se encuentra en posición bípeda. La mácula del sáculo en cambio, tiene una posición en el plano vertical, por lo que capta el equilibrio de la persona cuando está en posición supina.

Esta información se modula a nivel de los núcleos vestibulares, se utiliza para mantener el tono postural, orientar el cuerpo y sus segmentos antigravitatoriamente, informar de la posición de la cabeza y reaccionar rápidamente frente a aceleraciones lineales y angulares. Otra función importante del sistema vestibular, es la de mantener los ojos fijos ante un objeto mientras la cabeza está en movimiento, esto recibe el nombre de reflejo vestíbuloocular (Young PA, 2004). El cual detecta la posición y el movimiento de la cabeza, y esta información contribuye al equilibrio a través de movimientos correctores provocados por el reflejo vestíbulo ocular y las vías vestíbuloespinales.

Los sujetos con alteraciones en cualquiera de estos sistemas por separados (como la ceguera o problemas vestibulares) o con alteración en conjunto de estos sistemas de integración como en los adultos mayores tendrán incapacidad para caminar con seguridad, para subir escaleras o para desarrollar actividades de la vida cotidiana.

Desde el punto de vista clínico, no existe un método de referencia aceptado universalmente para valorar el equilibrio (Liston, 1996; Furman; 1994). Sin embargo, muchos autores aceptan la posturografía y la escala de valoración del equilibrio de Berg.

1.5.e. Sistema propioceptivo

El sistema cuenta con receptores sensoriales que transducen las señales físicas de los estímulos en señales eléctricas (potenciales de acción) transmitiendo desde el receptor y a través de procesos sinápticos hasta el área de la corteza somatosensorial especializada en dicho estímulo; este proceso recibe el nombre transducción sensorial (en el caso del tacto como mecanotransducción). Para ello el estímulo debe superar un umbral mínimo de activación el cual varía dependiendo del receptor sensorial y su grado de excitación al momento de estimular. Una de las clasificaciones de los receptores sensoriales es a través de la naturaleza física del estímulo entre los que se encuentran: mecanorreceptores, termorreceptores, nociceptores, fotorreceptores y quimiorreceptores. La codificación sensorial es el proceso de transducción, transmisión y representación sensorial a través del sistema nervioso central hasta las áreas de especialización en la corteza cerebral (Alonso,2015).

1.6. Bandas de frecuencia Posturográfica

El análisis espectral de las oscilaciones posturales ha sido utilizado para investigar la influencia de los sistemas sensoriales sobre el control postural en jóvenes y adultos mayores sanos y con enfermedad (p. ej., esclerosis múltiple y parálisis cerebral), (Singh, 2012). Para este análisis, el espectro de energía de las excursiones del CP generalmente se divide en 3 bandas de frecuencias: baja (< 0,1 Hz), media (0,1 a 1 Hz) y alta (> 1 Hz). (Gatica. VF, 2014). Las frecuencias bajas están asociadas con la regulación visual, las frecuencias medias con regulación vestibular y las frecuencias altas con regulación somatosensorial. Redfern et al. (2001), proponen que los sistemas sensoriales son solicitados para mantener el control postural en rangos específicos de frecuencias de oscilación corporal. En frecuencias bajo los 0,1 Hz, el cuerpo demandaría principalmente el sistema visual. Los órganos otolíticos serían solicitados entre los 0,1 y 0,5 Hz y los canales semicirculares del sistema vestibular entre 0,5 Hz y 1 Hz. Frecuencias sobre 1 Hz solicitarían en mayor medida al sistema somatosensorial (Redfern F, 2001). En este contexto, el análisis espectral de las oscilaciones posturales ayudaría a comprender las posibles alteraciones que sufren los sistemas sensoriales en las personas con SD y su repercusión en el control de la postura y desempeño motor. La posturografía permite obtener datos directos de frecuencia de la oscilación del centro de presión, medido en Hz, en donde dependiendo de la variación o los rangos de frecuencia obtenidos, se pueden establecer que sistemas sensoriales se encuentran disminuidos o alterados y/o cuales son predominantes en cada sujeto.

El control postural depende de la integración de la información propioceptiva, vestibular, y el sistema sensorial visual. Estos tres sistemas tienen diferentes rangos de frecuencia de funcionamiento que afectan a su influencia en el control postural en diferentes situaciones, como se describe en la Tabla 1. Por ejemplo, las frecuencias extremadamente bajas de dominio (<0,1 Hz) se estabilizan mejor con la visión (Dichgans, Mauritz, Allum, y Brandt, 1976; Lestienne, Soechting, y Berholz, 1977). El sistema somatosensorial se ve involucrado en movimientos más amplios y se ha demostrado que contribuyen a la estabilidad postural en bípedo con frecuencias superiores a 1,0 Hz (Diener, Dichgans, Guschlbauer, y Mau, 1984). Se cree que los canales semicirculares del sistema vestibular presentan un umbral sensorial durante la bipedestación por encima de 0,1 Hz, mientras que los órganos otoliticos se utilizan debajo de 0,5 Hz, particularmente por debajo de 0,1 Hz, (Nashner, Shupert, Horak, y Black, 1989).

De acuerdo a esto, la banda de frecuencia 1/16, se relaciona con el sistema visual (Redfernet F, 2001). El utrículo con la banda de frecuencia 1/8 Hz, el sáculo con la banda 1/4 Hz, los canales semicirculares con las bandas 1/2 y 1 Hz, mientras que las bandas de 2 y 4 Hz se asocian al sistema propioceptivo (Tabla 3).

Tabla 2. Características de los sistemas sensoriales usados en el control de la postura

Sistema Sensorial	Rango de Frecuencia Aproximado	Ejemplos de comportamiento o situación
Visión	<0.1 Hz (movimientos muy lentos)	Estar parado en una habitación sin ningún movimiento en el campo visual Pararse cerca de un autobús que se mueve lentamente en el campo visual
Vestibular (Otolitos) Vestibular (canales semicirculares)	<0.5 Hz (Movimientos de cabeza en gravedad estática) 0,5-1.0 Hz (Movimiento de rotación de la cabeza)	De pie con los ojos cerrados sobre un suelo blando o inestable. Aceleraciones lentas de un automóvil Control del movimiento de la cabeza y los ojos al caminar o girar la cabeza rápidamente
Somatosensorial	>1.0 Hz (Sensores y posición de las articulaciones, músculos y sensación cutánea)	Control de la posición de la cabeza con respecto al torso Colocación del pie durante el equilibrio dinámico de la marcha Señales estabilizadoras de tocar una pared con los dedos

1.7.Estudios sobre posturografía en el mundo.

En la siguiente tabla se sintetizó la información obtenida de tres buscadores (Pubmed, Google School y Epistemónikos), que tenían relación con este estudio. Utilizando las palabras claves de búsqueda Control postural, déficit visual, sistemas sensoriales y sus combinaciones. Se encontraron 23 documentos de los cuales se seleccionaron 8.

Tabla 3. Resumen de estudios

N°	Autores	Titulo	Año de publicación	País	Revista	Tipo de estudio	Muestra (cantidad y característica)	Variables de estudio	Objetivo	Resultados/ Conclusiones
1	Guzmán-Muñoz, E, y cols	Análisis de los sistemas sensoriales que contribuyen al control postural en personas con síndrome de Down (SD)	2019	Chile	Neurología Argentina	estudio observacional de tipo ex post facto	Muestra compuesta por 104 participantes con SD y desarrollo típico (DT)	Bandas de frecuencia y control postural	Identificar la contribución de los sistemas sensoriales en el control postural de personas con síndrome de Down (SD).	Las personas con SD demandan en mayor medida los sistemas sensoriales para mantener la postura bípeda
2	Amir-Abbas Ebrahimi, et al	Postural Control in Deaf Children	2016	Irán	Acta Medica Iranica,	Estudio trasversal y analítico	81 niños de entre 7 y 12 años, compuesto por 25 niñas y 46 niños, niños con hipoacusia y desarrollo típico.	Control postural	Determinar la fiabilidad de la evaluación del control estático con Sistema de Posturografía Synapsys y comparar	Se confirma la necesidad de examinar el control postural para identificar el alcance del déficit sensorial que ha causado una función deficiente del equilibrio, y

								el control postural estático de sordos niños con niños de desarroll o típico.	también la necesidad de intervención para abordar el déficit de equilibrio en los niños sordos.
3	Algha dir, Ah et al.	Postural stability in people with visual impairme nt	2019	Ara bia Sau dita	Brain and Beha vior publi shed	Tranv ersal - correl aciona l	70 sujetos varones, de 20 a 40 años de edad; se dividieron en dos grupos, el grupo de deficiente s visuales y grupo de videntes (control).	Veloci dad media, Centro de graved ad	evaluar la velocida d del COG en personas con discapaci dad visual y comparar con el medido en sujetos videntes	La velocidad media del COG fue significativa mente mayor en el grupo con discapacida d visual que en el grupo vidente, no hubo diferencia en la media.
4	Golo mer, E el at	Spectral analysis of adult dancers' sways: sex and interactio n vision - proprioce ption	2000	Fra nci a	Intern . J . Nuur oscie nce.	Descri ptivo	41 sujetos (24 hombres y 17 mujeres adultos sanos)	Bandas de frecuen cia y control postura l	Determin ar/compa rar el equilibri o entre sujetos bailarine s profesion ale sy sujetos sanos	Aunque los bailarines usan más propiocepci ón que las bailarinas para el control postural, la calidad biomecánica de su tronco y las extremidade s inferiores probableme nte se asocian con una excelente

#	Autor	Título	Año	País	Revista	Tipo	Muestra	Variables	Objetivo	Resultados
										coordinació n neuromuscu lar.
5	Foisy, A. et al	Plantar Exterocep tive Inefficien cy causes an asynergic use of plantar and visual afferents for postural control: Best means of remediati on	2017	Fra nci a	Brain and Beha vior	Descri ptivo	48 sujetos	Control postura l, sistema s sensori ales CoP.	Describir la ineficien cia exteroce ptiva plantar y su relacion con el control postural	Los principales resultados son que normalment e existe una sinergia en el uso de plantar y aferentes visuales, pero solo a 40 cm y en ausencia de PEI.
6	Singh, ET AL	The spectral content of postural sway during quiet stance: Influence s of age, vision and somatose nsory inputs	2012	Ale ma nia	Journ al of Electr omyo graph y and Kines iolog y	Descri ptivo-explic ativo	16 participan tes jóvenes sanos (de 18 a 24 años) y mayores (de 55 a 65 años)	Control postura l median te las Bandas de frecuen cia, COP (centro de masa),	determin ar los efectos de los efectos visuales y Entradas somatose nsorial en la distribuci ón de frecuenci a del balanceo. bidirecci onalment e y con respecto a	Los efectos de las dos modalidades sensoriales y la edad fueron distintos en las direcciones antero-posterior y mediolateral

#										
									diferentes edades y sexos	
7	Gatica, V. Et al.	Diferencias en el balance de pie en pacientes con parálisis cerebral y niños con desarrollo típico	2014	Chile	Revista Biomédica,	estudio transversal, con una muestra por conveniencia	La muestra total fue de 14 voluntarios.	área, velocidad promedio del desplazamiento y bandas de frecuencia.	Establecer las diferencias en las variables de área y velocidad promedio del centro de presión entre niños con desarrollo típico y pacientes con parálisis cerebral.	Los pacientes con parálisis cerebral presentaron un menor balance de pie, además de utilizar de manera significativa el sistema vestibular en ambas fases de la prueba.
8	D'Hondt, E. Et al	Postural balance under normal and altered sensory conditions in normal-weight and overweig	2011	Bélgica	Clinical Biomechanics	Prorocolo experimental	60 niños (de 7 a 12 años)	Balance postural, peso (antropometría)	Investigar el control del equilibrio postural en condiciones sensoriales normales	Se cree que otros factores explican que el sobrepeso de los niños. tengan relación con déficit de equilibrio Los resultados no

| | | ht children | | | | | | | y alteradas experimentalmente en peso normal. versus niños con sobrepeso. | estableciero n ninguna evidencia sensorial subyacente clara |

Capítulo 3

METODOLOGÍA

1.1 Tipo de estudio

Este estudio tiene un enfoque cuantitativo. Es de tipo descriptivo comparativo de corte transversal, prospectivo según Hernández Sampieri (2010), con una sola observación en el tiempo para la medición de las variables de forma independiente.

1.2 Muestra.

La muestra fue seleccionada de forma no probabilística por conveniencia, estuvo integrada por sujetos que presentan Déficit Visual Congénito y/o Adquirido pertenecientes al Centro Educativo Integral de Curicó (CEIC) del curso retos múltiples. Los estudiantes asisten al taller laboral de habilidades sociales y cuyas edades son mayores de 15 años y del sexo masculino. Se consideraron los siguientes criterios de inclusión y de exclusión:

1.3 Criterios de inclusión:

-Presentar déficit visual severo o ceguera según diagnóstico neurológico y clasificación del CIE-10.

-Con edad promedio entre 15-27 años

-Tener autorización y consentimiento informado firmado para realizar la evaluación

1.4 Criterios de Exclusión:

-No presentar déficit visual o ceguera según diagnóstico neurológico y clasificación del CIE-10.

-Tener discapacidad intelectual que permita comprender y seguir instrucciones al menos de manera parcial.

Se realizó una revisión de las fichas clínicas de los sujetos (Anexo I), para obtener información acerca del diagnóstico e información de relevancia para este estudio. Se contó con el permiso de los padres/apoderados de cada niño en las dependencias del Centro Educativo Integral de Curicó, que firmaron un consentimiento informado.

1.5 Procedimientos

La edad decimal fue registrada a través del día, mes y año de nacimiento de los participantes.

El peso fue medido con una balanza antropométrica. Balanza Pesa Digital Baño Vidrio 180 Kg (Genérico)

Las bandas de frecuencia fueron obtenidas de la evaluación de cada sujeto en un oscilógrafo postural de plataforma de 40x40 cm, carga de trabajo hasta 2400 N, y medición de torsiones en torno a ejes x e y, con sensibilidad = 0.1 N. (protocolo de Norré, 1990).

Posteriormente se realizaron las evaluaciones posturográfica a cada sujeto bajo las mismas condiciones, en la sala de biomecánica del CAR Maule perteneciente a la Universidad Santo Tomas de la ciudad de Talca, que consta de temperatura adecuada regulada por aire acondicionado y una iluminación apropiada que favorece la intervención.

Cada sujeto debía subir a la plataforma descalzos, esta evaluación es una versión modificada de la prueba, el original consta de 3 pasos o sub-test que son: seguimiento visual, vista al frente y ojos cerrados, donde cada ítem dura 30 segundos. Se utilizó un cronometro para medir el tiempo en las pruebas, aunque el equipo tiene una alarma para avisar cada 30 segundos. Se vendó los ojos de cada participante, excepto en los últimos 30 segundos de la prueba.

Se dieron las instrucciones a cada uno de los participantes de bajar la cabeza en los primeros 30 segundos, de colocarla hacia al frente los 60 segundos, y al último sonido de alarma del oscilógrafo se sacó la venda.

Posteriormente se repitió la misma evaluación en cada sujeto, pero con una superficie blanda de espuma dimensionada, que fue ubicada sobre la plataforma del posturógrafo. A continuación, detallaremos en una tabla los instrumentos y materiales utilizados

Tabla 4. Instrumentos y Materiales utilizados en la investigación

INSTRUMENTOS	MATERIALES
• Oscilógrafo postural de plataforma de 40x40 cm, carga de trabajo hasta 2400 N, y medición de torsiones en torno a ejes x e y, con sensibilidad = 0.1 N, el cual se utilizará para evaluar de manera objetiva el control postural y más específicamente las bandas de frecuencia posturográficas. • Balanza antropométrica para medir peso y talla de los sujetos.	• Computadores marca Lenovo y Samsung donde se recopilarán los datos del proceso. • Lápiz para realizar anotaciones. • Cronometro para medir el tiempo en las pruebas. • Cámara fotográfica marcaCannon. • Superficie de espuma de área 40x40 cm y 7,7 cm de grosor que se pondrá sobre la plataforma del posturógrafo.

Para estas evaluaciones se mantuvo un ambiente de silencio para no perturbar la atención del paciente, ya que frente a influencias cognitivas (como ruidos repentinos) varía el control postural de los sujetos evaluados.

El equipo de medición está constituido por un software encargado de recoger la información producida por una plataforma estabilométrica, que a través de 3 sensores para la medida de presión informa de las diferentes posiciones de centro de presión (fiel reflejo del centro de gravedad) del sujeto durante la exploración. A través de estos datos se obtiene diversa información como sucesivas posiciones del centro de presión grabadas en la plataforma, trayecto recorrido por el centro de presión durante la prueba, conocer el estado funcional del equilibrio y las bandas de frecuencia posturográfica (estos últimos fueron los datos recopilados para este estudio)

1.6 Análisis estadístico

El análisis estadístico se realizó evaluando la normalidad de las variables presentes en el estudio mediante el test de Shapiro Wilk. Debido a que los datos arrojaron la no presencia de normalidad, se utilizó la mediana como estadígrafo de tendencia central. Se consideró como medida de dispersión los rangos, con el objetivo de aportar información sobre el grado de variabilidad de los resultados obtenidos según cada condición de variación de la frecuencia. Para determinar la comparación de datos, según ambas condiciones se realizó a través de Wilcoxon para muestras pareadas. Todo el procesamiento de datos se realizó utilizando el programa spss v.18.0 considerando una significancia de $p<0,05$.

Capítulo 4

RESULTADOS

Las tablas representan las características de la muestra y los rangos de valores para cada frecuencia y cada prueba

Posteriormente se demuestran los resultados obtenidos en figuras en la comparación de cada prueba posturográfica con su especto de frecuencia correspondiente.

La tabla 1, muestra las características de la muestra estudiada, considerando las variables de edad, peso y estatura del grupo en estudio con su mediana, se describe un grupo mixto de similares características en su somatotipo.

Tabla 1. Características de la muestra

	Mediana	Rango	Mínimo	Máximo
Edad (años)	20,00	10,00	15,00	25,00
Peso (kg)	58,00	11,00	54,00	65,00
Estatura (cm)	154,00	7,00	151,00	158,00

En la tabla 2, se observa según cada espectro de frecuencia, los valores de los rangos. Se observa que con el espectro de frecuencia de 1/16, la mitad de los sujetos se advierte mayor puntuación, en la condición de con espuma, mientras que dos sujetos han obtenido mayor puntuación en condición de normal en relación a con espuma.

En relación con el espectro de 1/8, un sujeto ha obtenido mayor puntuación en el componente vestibular en la condición con espuma y 3 sujetos requieren mayor contribución en la condición normal.

A nivel del espectro 1/4, ningún sujeto ha obtenido mayor puntuación en la condición de con espuma, mientras que todos los sujetos han obtenido mayor puntuación en la condición normal.

Con respecto a la banda 1/2, un sujeto ha obtenido mayor puntuación en el componente vestibular en la condición con espuma y 3 sujetos requieren mayor contribución en la condición normal.

En relación con la banda de 1, ningún sujeto ha obtenido mayor puntuación en la condición de con espuma, mientras que todos los sujetos han obtenido mayor puntuación en la condición normal.

A nivel del espectro 2, que se refiere al componente propioceptivo, la mitad de los sujetos han obtenido mayor puntuación, en la condición de con espuma, mientras que dos sujetos han obtenido mayor puntuación en condición de normal en relación a con espuma.

Por último, en la banda 4 propioceptiva, ningún sujeto ha obtenido mayor puntuación en la condición de con espuma, mientras que todos los sujetos han obtenido mayor puntuación en la condición normal.

Tabla 2. Valores de rangos según los diferentes espectros de frecuencia.

Frecuencia.		N	Rango promedio	Suma de rangos
1/16	Rangos negativos	2[a]	3,00	6,00
	Rangos positivos	2[b]	2,00	4,00
1/8	Rangos negativos	1[d]	4,00	4,00
	Rangos positivos	3[e]	2,00	6,00
1/4	Rangos negativos	0[g]	0,00	0,00

		N		
	Rangos positivos	4^h	2,50	10,00
1/2	Rangos negativos	1^j	3,00	3,00
	Rangos positivos	3^k	2,33	7,00
1	Rangos negativos	0^m	0,00	0,00
	Rangos positivos	4^n	2,50	10,00
2	Rangos negativos	2^p	2,50	5,00
	Rangos positivos	2^q	2,50	5,00
4	Rangos negativos	0^s	0,00	0,00
	Rangos positivos	4^t	2,50	10,00

La tabla 3, muestra la comparación de los valores de mediana, rango, mínimo y máximo según cada espectro de frecuencia, en condiciones normales y con espuma.

Se observa que existe diferencia significativa en el grupo con espectro de frecuencia de 1/2, 1 y 4.

Tabla 3. Comparación de los valores de mediana, rango, mínimo y máximo según cada espectro de frecuencia, en condiciones normales y con espuma y su valor p.

Frecuenc.	normal				con espuma				p
	Mediana	Rango	Mínimo	Máximo	Mediana	Rango	Mínimo	Máximo	
1_16	0,054404	0,036563	0,202121	0,0721466	0,07132	0,105	0,111	0,049	,715
1_8	0,017901	0,012952	0,111097	0,017809	0,03452	0,031	0,088	0,033	,715
1_4	0,023732	0,015142	0,088492	0,019334	0,03824	0,046	0,105	0,044	,046
1_2	0,037891	0,023635	0,317285	0,029225	0,04601	0,049	0,304	0,036	,465
1	0,018266	0,015707	0,050395	0,018309	0,01902	0,035	0,154	0,021	,048
2	0,034542	0,030294	0,0176103	0,0041107	0,01324	0,016	0,081	0,007	1,000
4	0,002707	0,002603	0,0081025	0,001183	0,00298	0,004	0,040	0,002	,042

La figura 1, muestra que en la banda de frecuencia 1/16 Hz, correspondiente a la información visual, los sujetos necesitan mayor contribución sensorial de este sistema, al estar en una superficie sobre espuma que en la prueba normal.

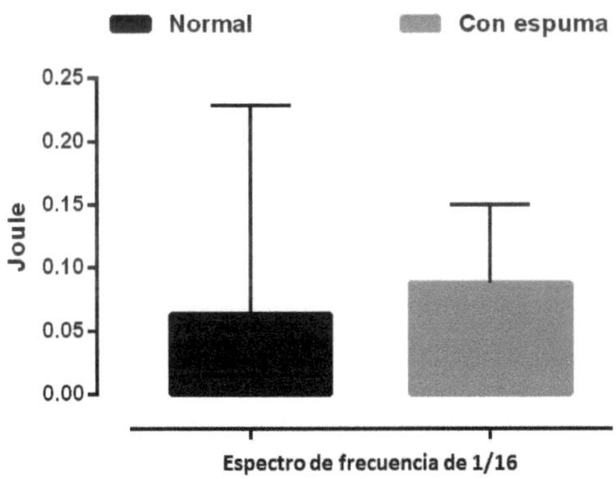

Figura 1. Energía utilizada en la banda de frecuencia 1/16 correspondiente a información visual en sujetos sobre plataforma posturográfica con espuma y normal sin espuma.

La figura 2, muestra que en la banda de frecuencia 1/8 Hz, correspondiente a la información vestibular (Movimientos de cabeza en gravedad estática), los sujetos necesitan mayor contribución sensorial al estar en una superficie sobre espuma que en la prueba normal.

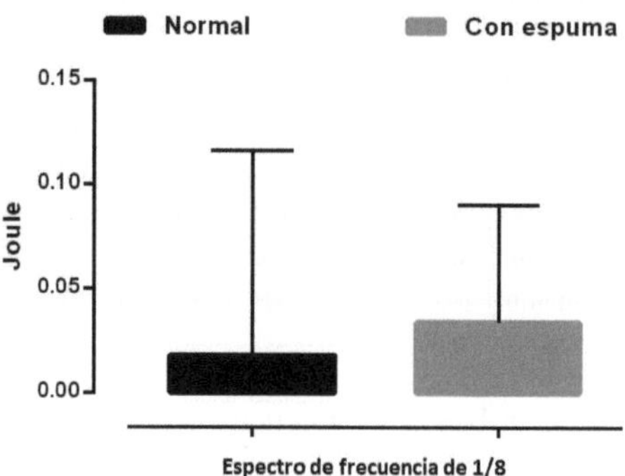

Figura 2. Energía utilizada en la banda de frecuencia 1/8 correspondiente a información vestibular en sujetos sobre plataforma posturográfica con espuma y normal sin espuma.

La figura 3, muestra que en la banda de frecuencia 1/4 Hz, correspondiente a la información vestibular (Movimientos de cabeza en gravedad estática), los sujetos necesitan mayor contribución sensorial al estar en una superficie sobre espuma que en la prueba normal y esta diferencia es estadísticamente significativa.

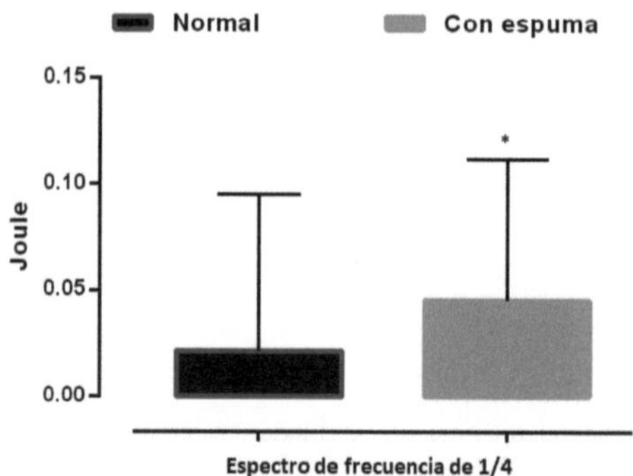

Figura 3. Energía utilizada en la banda de frecuencia 1/4 correspondiente a información vestibular en sujetos sobre plataforma posturográfica con espuma y normal sin espuma.

La figura 4, muestra que en la banda de frecuencia 1/2 Hz, correspondiente a la información vestibular (Movimiento de rotación de la cabeza), los sujetos necesitan mayor contribución sensorial al estar en una superficie sobre espuma que en la prueba normal.

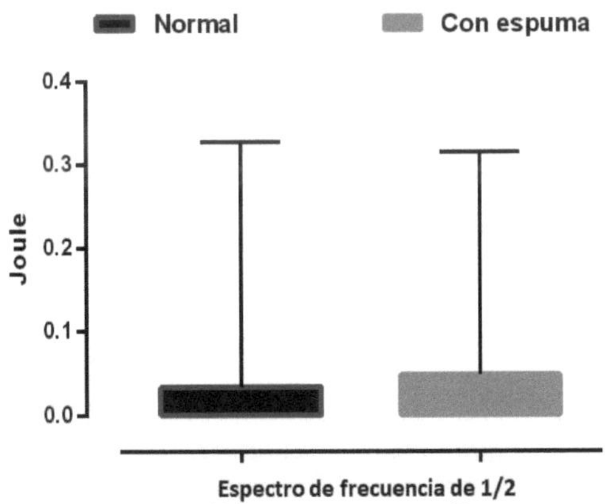

Figura 4. Energía utilizada en la banda de frecuencia 1/2 correspondiente a información vestibular en sujetos sobre plataforma posturográfica con espuma y normal sin espuma.

La figura 5, muestra que en la banda de frecuencia 1 Hz, correspondiente a la información vestibular (Movimiento de rotación de la cabeza), los sujetos necesitan mayor contribución sensorial al estar en una superficie sobre espuma que en la prueba normal y esta diferencia es estadísticamente significativa.

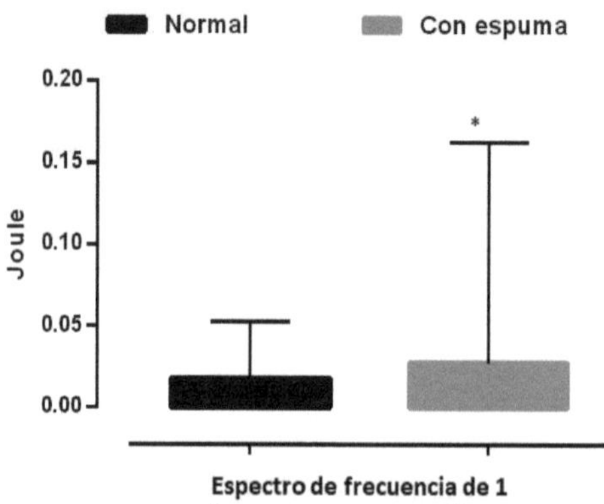

Figura 5. Energía utilizada en la banda de frecuencia 1 correspondiente a información vestibular en sujetos sobre plataforma posturográfica con espuma y normal sin espuma.

La figura 6, muestra que en la banda de frecuencia 2 Hz, correspondiente a la información somatosensorial (Sensores y posición de las articulaciones, músculos y sensación cutánea), los sujetos no necesitan mayor contribución sensorial al estar en una superficie sobre espuma que en la prueba normal.

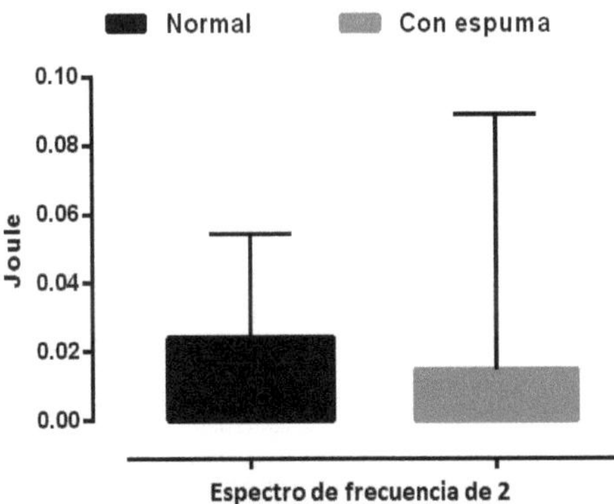

Figura 6. Energía utilizada en la banda de frecuencia 2 correspondiente a información propioceptiva en sujetos sobre plataforma posturográfica con espuma y normal sin espuma.

La figura 7, muestra que en la banda de frecuencia 4 Hz, correspondiente a la información somatosensorial (Sensores y posición de las articulaciones, músculos y sensación cutánea), los sujetos necesitan mayor contribución sensorial al estar en una superficie sobre espuma que en la prueba normal y esta diferencia es estadísticamente significativa.

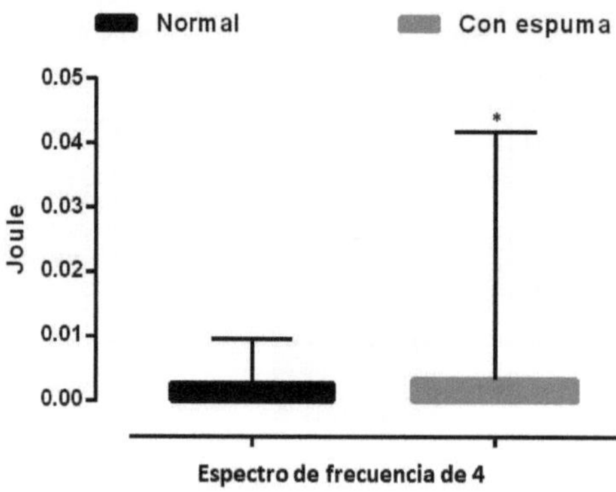

Figura 7. Energía utilizada en la banda de frecuencia 4 correspondiente a información propioceptiva en sujetos sobre plataforma posturográfica con espuma y normal sin espuma

Capítulo 5

DISCUSIÓN Y CONCLUSIÓN

5.1. DISCUSIÓN

Los datos de la muestra otorgan información del comportamiento de las bandas de frecuencia frente a una evaluación posturográfica, en base estable e inestable.

En este estudio fue realizada la prueba de romberg original (test posturográfico), (Norré et al, 990); (Okubo, et al, 1979), que fue repetida en dos oportunidades alterando las condiciones de la superficie. En otros estudios se altera la evaluación posturográfica distorsionando la información propioceptiva generando un aumento en el desplazamiento del centro de presión, lo que hace que el paciente tenga que apoyarse en su información vestibular y visual para mantener el balance (Peydro de Moya, Baydal, & Vivas Broseta, 2005).

Los resultados del estudio demostraron que los sujetos dependen de mayor contribución sensorial al estar sobre una superficie inestable de espuma, en las frecuencias ¼, 1, y 4 Hz; respectivamente.

Con respecto a la banda de frecuencia ¼ según (Redfern F, 2001), ésta nos entrega información de movimientos de cabeza en gravedad estática, como por ejemplo en la etapa 2 de la prueba, los jóvenes debían enderezar la cabeza hacia al medio, mirada al frente, por consiguiente, al poseer la condición de ser sujetos desprovistos de información visual, requerirán mayor contribución de los otros sentidos, sobre todo del sistema vestibular (otolitos del oído interno).

Sing, 2012, remarcó en su estudio que las personas desprovistas de un ímput sensorial, presentaban espectros de frecuencias altos al momento de realizar evaluaciones posturográficas, por lo tanto, necesitaban mayores contribuciones sensoriales al estar sobre la espuma, en superficie inestable en la segunda etapa de la prueba.

Con respecto a los resultados obtenidos con la frecuencia 1, según (Redfern F, 2001), entrega información de movimientos de rotación de cabeza, pero en otros tipos de condiciones como control del movimiento de la cabeza y los ojos al caminar o girar la cabeza rápidamente. Si se relaciona esta información con los resultados obtenidos, la etapa 3 de la prueba son 30 segundos, los cuales están sobre la plataforma vista al frente, pero con los ojos vendados. Al igual que la frecuencia 1/4, la frecuencia 1 entrega información vestibular, sólo con la diferencia anatómica que una pertenecía a los otolitos, la otra a los canales semicirculares. Estos sujetos necesitaron mayor contribución vestibular posteriormente al estar sobre la plataforma inestable (goma espuma).

Los últimos resultados, fueron los obtenidos con la frecuencia 4 Hz. Redfern, (2001), indicó en su estudio que esta frecuencia, contiene información somatosensorial y propioceptiva correspondiente a sensores y posición de las articulaciones, músculos y sensación cutánea. Algunos ejemplos, son el control de la posición de la cabeza con respecto al torso y la colocación del pie durante el equilibrio dinámico de la marcha. Los sujetos necesitaron mayor contribución de este sistema, cuando estuvieron sobre la plataforma con espuma.

No está claro qué papel juega la información visual en el desarrollo de la percepción espacial. Anteriormente se ha demostrado que, en ausencia de visión, tanto la capacidad para juzgar la orientación en la modalidad háptica como los intervalos bisectables en la modalidad auditiva están severamente comprometidas (Gori, 2014). El estudio de Cappagli, G. (2015), mostró que la visión es el único sentido para codificar la información espacial y no puede ser reemplazada por otras modalidades sensoriales, por lo que las personas ciegas están gravemente afectadas en el espacio tareas. Confirmando esta teoría, ha sido demostrado que los seres humanos con ceguera congénita muestran un peor rendimiento para tareas espaciales auditivas específicas, como bisección espacial. Otros estudios sugieren que la visión típicamente proporciona la información más precisa y confiable sobre las propiedades espaciales del mundo exterior, y por lo tanto domina la percepción espacial. La hipótesis compensatoria, propone que la pérdida de visión, mediante una compensación al reclutar los restantes sistemas sensoriales intactos, para procesar información espacial, permitiendo a las personas ciegas desarrollar un sentido preciso del espacio (Guillemot et al., 2004)

Esta idea se relaciona con este estudio, debido a que los sujetos necesitaron mayor contribución sensorial en la banda del sistema vestibular (1/4 y 1 del oído interno) y em la propiocepción (banda 4 Hz).

Mohanty et al. (2014), indicó que las personas ciegas necesitan de la información propioceptiva para controlar su postura, e incluso suele ser más importante que la visión, pero en condiciones de personas videntes.

En los resultados comparativos de la prueba estable e inestable en la banda 4 Hz, entregó la información que los sujetos necesitaron mayor contribución táctil, sensorial de las articulaciones y sensores musculares al estar sobre la espuma.

Ozdemir (2013), recalcó en su estudio que al comparar el control postural de los sujetos que presentan déficit visual con sujetos provistos de visión, la propiocepción no tuvo diferencias significativas, en plataforma plana sin distorsión, por otra parte, al distorsionar la dirección de la plataforma hacia delante y atrás, hubo diferencias significativas en la medición del centro de masa (cop) según las direcciones anteroposteriores y laterales. Una limitante de este estudio fue sólo demostrar los sistemas sensoriales y no la información obtenida acerca del COP y movimientos de éste.

Pese a estas limitaciones, este estudio tiene como fortaleza, la información con base neurofisiológica que entregan las bandas de frecuencia posturográfica, es decir, que cada una de ella, posee un sistema de contribución sensorial, por ejemplo: visuales, vestibulares y propioceptivas.

Al inferir el tratamiento que se puede realizar con cada estudiante se debe conocer estos resultados y con la información otorgada, planificar el tratamiento adecuado con estos estudiantes. Según (Mohanty et al, 2014), existen diferentes tratamientos como el yoga y ejercicios individualizados que son de gran ayuda para los pacientes y estudiantes que presenten discapacidad visual, pero que mantengan indemne sus sistemas vestibulares y propioceptivos.

En esta evaluación, al perturbar la prueba en segunda instancia los sujetos necesitaron de mayor contribución sensorial para mantener su estabilidad, por lo tanto, el entrenamiento de estos sujetos en potenciar estos sistemas en el desarrollo es fundamental nos remarca, Ozdemir et al, (2013).

entrenamiento de estos sujetos en potenciar estos sistemas en el desarrollo es fundamental nos remarca, Ozdemir et al, (2013).

5.2. <u>CONCLUSIÓN</u>

Se puede concluir en este estudio, que los sujetos evaluados sobre la plataforma de posturografía con espuma requirieron mayor contribución sensorial en las bandas ¼, (correspondiente a información vestibular), de 1 Hz, (correspondiente a información vestibular), y de 4 Hz, (correspondiente a información propioceptiva), que cuando fueron sometidos a la prueba sin la espuma, sobre la misma plataforma del oscilógrafo.

Se concluye también, que esta comparación en las pruebas con esta base estable e inestable, en las bandas de frecuencia anteriormente mencionadas, fue estadísticamente significativa al ($<0,5$ p).

En el futuro se necesitará de mayores estudios o de una ampliación de este, para verificar cuales fueron los otros componentes posturales que implicaron estos cambios, al ser éste un estudio descriptivo y comparativo, sólo se remitió a observar las variables y no realizar inferencias acerca de los resultados obtenidos.

BIBLIOGRAFÍA

1. Alexander, K. M., & LaPier, T. L. (1998). Differences in static balance and weight distribution between normal subjects and subjects with chronic unilateral low back pain. *Journal Orthopedic Sports Physical Therapy, 28 (6)* 378-383.

2. Ayala, A., y Quito, L. (2012). Desarrollo del sentido del equilibrio como factor para el mejoramiento de la condición física de los no videntes de la sociedad de no videntes del Azuay (SONVA).

3. Bernal Valls, Esther, FausCuñat, Víctor, & Bernal Valls, Raquel. (2006). Presbivértigo: ejercicios vestibulares. *Gerokomos, 17*(4), 197-200.

4. Bolton, C., Winkelmann, R., &Dyck, P. (1966). A quantitative study of Meissner's corpuscles in man. *Neurology, 16(1)* 1-9.

5. Basmajian, J. y Deluca, C. (2007). Normal Postural Control. In: Shumway-Cook A, Woollacott MH. Editors. Motor Control. Translating researcha intro clinical practice. 3ª ed. Philadelphia: *Lippincott Williams and Wilkins*, P. 157-186.

6. Baydal-Bertomeu, J. M., Guillem, R. B. I., Soler-Gracia, C., De Moya, M. P., Prat, J. M., & De Guzmán, R. B. (2004). Determinación de los patrones de comportamiento postural en población sana española. *Acta Otorrinolaringológica Española, 55*(6), 260-269.

7. Black, F. O., &Nashner, L. M. (1984). Postural disturbance in patients with benign paroxysmal positional nystagmus. *The Annals of otology, rhinology, and laryngology, 93(6 Pt.1)* 595.

8. Bohannon, R. W., & Smith, M. B. (1987). Interrater reliability of a modified Ashworth scale of muscle spasticity. *Physical therapy, 67*(2), 206-207.

9. Bolton, C., Winkelmann, R., &Dyck, P. (1966). A quantitative study of Meissner's corpuscles in man. *Neurology, 16(1)* 1-9.

10. Brandt, T., Krafczyk, S., &Malsbenden, I. (1981). Postural imbalance with head extension: improvement by training as a model for ataxia therapy. *Annals of the New York Academy of Sciences, 374*, 636.

11. Boyling, J., & Jull, G. A. (2006). *Grieve: Terapia Manual Contemporánea: Columna Vertebral.* Barcelona: Masson.

12. Calderón F, F., &Legido, J. (2002). *Neurofisiología aplicada al deporte.* Madrid: Tebar.

13. Cappagli, G., Cocchi, E. y Gori, M. (2015). *Deficiencias espaciales auditivas y propioceptivas en niños y adultos ciegos. Ciencias del desarrollo, 20 (3)*

14. Cauna, N., y Mannan, G. The structure of human digital paccini and corpuscles (corpuscular lamellose) and its functional significance. *J Anat, 92* (1): 1-20.

15. Comisión Nacional del XVII CENSO de Población y VI de Vivienda. (Marzo de 2003). Censo 2002: Síntesis y Resultados. Santiago de Chile, Chile.

16. Claussen, C. F., &Claussen, E. (1988). Objective and quantitative vestibular spinal testing by means of computer-video-cranio-corpo-graphy. *Advances in oto-rhino-laryngology, 42*, 43.

17. Cuevas, G., y Bunger, S. (2010). Epidemiología de la discapacidad y desarrollo de la red de rehabilitación en la última década. *RevHospClínUniv Chile, 21*, 289-97.

18. Daubney, Marguerite y Culham, Elsie. 1999. Lower-Extremity Muscle Force and Balance performance in Adults aged 65 years and Older. *Physical Therapy*; 79 (12):1177-1185

19. de Moya, M. P., Bertomeu, J. B., &Broseta, M. V. (2005). Evaluación y rehabilitación del equilibrio mediante posturografía. *Rehabilitación, 39*(6), 315-323.

20. Dichgans, J., Mauritz, K. H., Allum, J. H., & Brandt, T. (1976). Postural sway in normalsandatactic patients: analysis of the stabilising and destabilizing effects of vision. *Agressologie: revue internationale de physio-biologie et de pharmacologieappliquées aux effets de l'agression, 17*(C Spec No), 15.

21. Diener, H. C., Dichgans, J., Guschlbauer, B., & Mau, H. (1984). The significance of proprioception on postural stabilization as assessed by ischemia. *Brainresearch, 296*(1), 103-109.

22. Duarte, M., & Freitas, S. M. (2010). Revision of posturography based on force plate for balance evaluation. BrazilianJournal of physicaltherapy, 14(3), 183-192.

23. Fonadis, 2006 Discapacidad en Chile. Pasos hacia un modelo integral de funcionamiento humano. Fondo Nacional de la Discapacidad. Santiago, 2006.

24. Fondo Nacional de Discapacidad. (2004). *Primer Estudio Nacional de la Discapacidad en Chile.* Santiago de Chile: Orgrama S.A.

25. Forget R, Lamarre Y. Anticipatory postural adjustment in the absence of normal peripheral feedback. *Brain Res.* 1990; 508:176-179.

26. Fitzpatrick R, McCloskey DI. Propioceptive, visual and Vestibular thres holds for the perception of sway during standing in humans. *J Physiol.* 1994; 478(pt1):173- 186.

27. Furman, J. (1994). Posturography: uses and limitations. *Bailliere'sClinNeurol, 3*: 501–13.

28. Gagey, Pierre-Marie y Weber, Bernard., 2001. Posturología: Regulación y Alteraciones de la Bipedestación. Primera edición. Editorial Masson.

29. García, R. (2012). Posturografía estática con pruebas dinámicas. Utilidad de los parámetros biomecánicos en la valoración del paciente vestibular. *Elsevier Doyma,*332-338.

30. Hernandez, R. (2014). Estudio Metaanalitico de la generalización de la fiabilidad de la Escala de Berg. *Universidad de Murcia,*176-20.

31. Horak, F. (2006). Postural orientation and equilibrium: what do we need to know about neural control of balance to prevent falls? *Age and Ageing, 35*(2): 7-11.

32. Horak, F y Shupert, C. (1989) Components of postural dyscontrol in the elderly: *a review. Neurobiol Ageing, 10*(6): 727-38.

33.Kandell, Eric R. 2000. Principles of Neural Science. Cuarta Edición; Editorial MacGraw-Hill; 41: 816-831

34.Kahn, H., Leibowitz, H., Ganley, J., Kini, M., Colton, T., Nickerson, R., et al. (1997). The framinghan eye study. I. Outline and major prevalence findings. *Am j Epidemiol, 106*(1): 17-32.

35.Karlsson, A., &Lanshammar, H. (1997). Analysis of postural sway strategies using an inverted pendulum model and force plate data. *Gait & Posture, 5*(3), 198-203.

36.Karnath, H., Fetter, M., y Niemeier, M. (1998). Dsentangling gravitational, environmental, and egocentric reference frames in spatial neglect. *J Cong Neurosci, 10*(6): 680-90.

37.Kalvach; et al. (2004). *Geriatrie a gerontologie.*Praha: Grada Publishing

38.Kollmitzer, J. Ebenbichler, G., Sabo, A., Kerschan, K. y Bochdansky, T. (2000). Effects of back extensor strength training bersus balance training on postural control. *MedSci Sport Exerc, 32*(10) 1770- 6.

39.LaRue J, Bard C, Fleury M, Teasdale N, Paillard J, Forget R, et al. Is propioception important for the timing of motor activities? *Can J PhysiolPharmacol.* 1995; 73:255-261.

40.Lestienne, F., Soechting, J., &Berthoz, A. (1977). Postural readjustments induced by linear motion of visual scenes. *Experimental brainresearch, 28*(3-4), 363.

41.Liston, R. y Brouwer, B. (1996). Reliability and validity of measures obtained from stroke patients using the Balance Master. *Arch Phys Med Rehabil, 77:*425–30.

42.Lord, S., Clark, R. y Webster, I. (1991). Postural stability and associated physiological factors in a population of persons. *J Gerontol, 46* (3): 69-76.

43.Loroño, A. 2010. Posturologia clínica y posturografia. Diagnóstico diferencial en la patología crónica funcional. Universidad de Provence- Marsella y universidad de terapia manual Saint- Mont Francia.

44. Martin E., Barona De Guzmán R, Comeche C, Baydal J. Análisis de la Interacción Visuo-Vestibular y la Influencia Visual en el Control Postural. Acta Otorinolarhyngol. España: 2004; 55:9-16

45. Macintyre, C. (2005). Developing a gross motor program for children with coordination difficulties. In N. Jones (Ed.), Developing school provision for children with dyspraxia: *A practical guide*(pp. 77-79).

46. Magnus, R. (1924). In: Van Han Harreveld A, Editor. Body Posture (korperstellung). Berlin: *SprigerVerlag, 10*. P. 571-629.

47. Matsumura, B., Ambrose, A. (2006). Balance in the elderly. *ClinGeriatr*; *22* (2): 395-412.

48. Merriam, S. (1988). *Case study research in education: A cualitative approach.* San Francisco: The Jossey-Bass.

49. Minsal, Encuesta Calidad de Vida y Salud, Chile 2000, MINSAL.

50. Ministerio de Planificación. (2006). *Encuesta de Caracterización Socioeconómica Nacional (CASEN).* Santiago de Chile.

51. Miwa, T., Miwa, Y. y Kanda, K. (1995).Dynamic and static sensitivities of muscle spindle primary ending in aged rats to ramp stretch. *NeurosciLett.;201*(2): 179-82.

52. Mientjes, M.I.V. y Frank, J.S; 1999. Balance in chronic low back pain patients compared to healthy people under various conditions in upright standing; *ClinicalBiomechanics*; Abril, 14: 710-716

53. Morvidone, M. (2003, November). Variations on Hough-wavelet transforms for time-frequency chirp detection. In Optical Science and Technology, SPIE's 48th Annual Meeting (pp. 181-195). International Society for Optics and Photonics.

54. Nashner, L. 1976. Adapting réflexes controlling the human posture. *Exp. Brain Res* 26: 59-72

55. Nashner, L. 1989. Sensory, neuromuscular, and biomechanical contributions to human balance. *Balance*; 1: 5-12.

56.Nashner, L. M., Shupert, C. L., Horak, F. B., & Black, F. O. (1989). Organization of posture controls: an analysis of sensory and mechanical constraints. *Progress in brainresearch, 80*, 411-418.

57.Nashner, L. M., & Peters, J. F. (1990). Dynamic posturography in the diagnosis and management of dizziness and balance disorders. *Neurologic clinics.*

58.Norré, M. E. (1993). Sensory interaction testing in platform posturography. *The Journal of laryngology and otology, 107*(6), 496.

59.Organización Mundial de la Salud, Consejo Ejecutivo, 114° reunión, punto 4.2 del orden del día provisional, EB 114/4, 8 de Abril de 2004.

60.Okubo, J., Watanabe, I., Takeya, T., &Baron, J. B. (1979). Influence of foot position and visual field condition in the examination for equilibrium function and sway of the center of gravity in normal persons. *Agressologie: revue internationale de physio-biologie et de pharmacologieappliquées aux effets de l'agression, 20*(2), 127.

61.Ozdemir, RA, Pourmoghaddam, A. y Paloski, WH (2013). *Control de la postura sensoriomotora en ciegos: la agudeza propioceptiva superior del tobillo no compensa la pérdida de visión. Marcha y postura, 38 (4)*

62.Paulus, W., Straube, A. y Brandt, T. (1984). Visual stabilization of posture. Physiologicalstimuluscharacteristics and clinicalaspects. *Brain., 107* (4): 1143-63.

63.Peterka, R. (2002). Sensoriomotor integration in human postural control. *J Neurophys. 83* (3): 1097-118.

64.Peydro de Moya, M. F., BaydalBertomeu, J. M., & Vivas Broseta, M. J. (2005). *Evaluación y rehabilitación del equilibrio mediante posturografía.* Valencia: Instituto de Biomecánica de Valencia.

65.Reigeluth, C. (1992). *Formative research: A methodology for creating and imporvingdesing theories* (Vol III). London: Indiana University

66.Redfern, M. S., Yardley, L., & Bronstein, A. M. (2001). Visual influences on balance. *Journal of anxiety disorders, 15*(1), 81-94.

67. Riemann BL, Lephart SM. The sensorimotor system, Part I: The physiologic basis of functional joint stability. J Athl Train. 2002; 37:71-79.

68. Schneider, D., Hahn, A., &Claussen, C. F. (1991). Cranio-corpo-graphy. A neuro ontological screening test. *Actaoto-rhino-laryngologicaBelgica*, *45*(4), 393.

69. Shumway-Cook Anne, Woollacott, Maejorie, 2001. "Motor Control, Theory and practical applications". Segunda Edición. Editorial Lippincott Williams &Wilkins.

70. Shumway-Cook, A., &Woollacott, M. H. (2007). *Motor Control* (3a ed.). Philadelphia: Lippincott Williams and Wilkins.

71. Sturnieks, D., George, R. y Lord, S.(2008). Balance disorders in the elderly. *Clinical Neurophysiology*,*38*(6) 467-78.

72. Swash, M. y Fox, K. (1972).The effect of age on human skeletal muscle. Studies of the morphology and innervations of muscle spindles, *J NeurolSci, 16* (4): 417-32.

73. Suárez, H., Musé, P., Suárez, A., &Arocena, M. (2001). Assessment of the risk of fall, related to visual stimulation, in patients with central vestibular disorders. *Actaoto-laryngologica, 121*(2), 220.

74. Van Asten, W.; Gielen, C. & Vander G.(1996) J.J. Postural movements induced by rotations of visual scenes. *Journal of the Optical Society of America A.*Vol. 5(10)pp. 1781-1789.

75. Verdugo M, Aguado A. *Personas con discapacidad: perspectivas psicopedagógicas y rehabilitadoras*. 1° ed. Madrid: Siglo XXI; 1995.

76. Wallmann, Harvey y cols., 2002. *Orthopaedic Physical Therapy Clinics of North America. Balance*; PrimeraEdición. Editorial Saunders.

77. Winter, David A., 1995. Review Article: Human Balance and Posture Control During Standing and Walking. *Gait and Posture*; Diciembre, 3: 193-214

78. Winter, David A. Y Cols., 2003. Motor mechanism of balance during quiet standing. *Journal of Electromyography and Kinesiology*; 13: 49-56

79. Westcott, S., Lowes, L., y Richardson, P. (1997). Evaluation of postural stability in children: current theories and assessment tools. *Physical therapy*, *77*(6), 629-645.

80. Yin, R. (1993). *Case study research. Design_and_method.* (3ra ed.). Beverly Hills: SagePublications.

81. Young PA, Young PH. NeuroanatomíaClínicaFuncional. 1º ed. Barcelona: Masson – Williams & Wilkins; 2004.

82. Zondek, A., Zepeda, M., González, F., & Recabarren, E. (2006). *Discapacidad en Chile: Pasos hacia un modelo integral de funcionamiento humano.* Santiago de Chile: Maval Ltda.

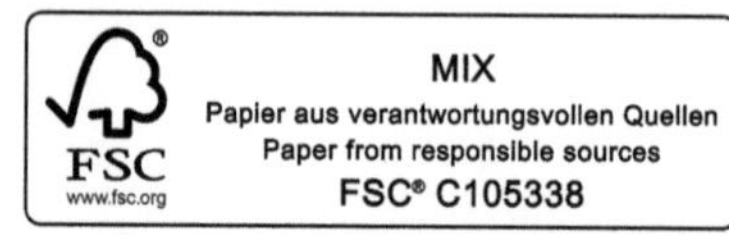

Printed by Books on Demand GmbH, Norderstedt / Germany